FRAGMENT

SUR L'HISTOIRE DE LA LITTÉRATURE MÉDICALE

AU MOYEN-AGE.

—

POEMA MEDICUM.

Notice lue à l'Académie des sciences et belles-lettres de Lyon,

Par J.-E. PÉTREQUIN,

ex-chirurgien en chef de l'Hôtel-Dieu de Lyon.

———

L'apparition d'un poème médical n'est point un événement ordinaire : notre littérature est loin d'être très-riche en œuvres de ce genre ; et, bien qu'un ancien membre de cette Académie, le docteur E. Sainte-Marie, dans sa curieuse *Dissertation sur les Médecins-poètes* (in-8° de 80 pages, Paris 1825) ait recueilli un assez grand nombre d'exemples pour sa thèse (1), il faut néanmoins convenir que les poètes se comptent parmi les médecins.

Le *Poema medicum,* qui va faire le sujet de notre étude, est, si l'on peut ainsi dire, une rareté littéraire ; il m'a paru présenter un grand intérêt sous le double rapport de l'histoire de l'art et de la littérature médicale au moyen-âge.

La découverte du manuscrit qui contient ce poème, jusque-là inédit, est toute récente : elle est due à M. Littré, connu des médecins et des hellénistes pour sa savante édition d'Hippocrate, et à qui l'histoire de la médecine au moyen-âge est redevable de si utiles travaux. Ce poème est anonyme et la lecture la plus attentive ne lui a suggéré aucune conjecture sur le médecin auquel on pourrait l'attribuer.

(1) Parmi les omissions de Sainte-Marie, nous avons signalé ailleurs (Voy. Pétrequin, *Mélanges de chirurgie,* 1845, p. 131), le nom de Pierre Laurès, chirurgien-major de l'Hôtel-Dieu de Lyon en 1718, et connu par quelques poésies.

1857   1

Le docteur Daremberg a, de son côté, pris soin de soumettre ce manuscrit à un examen approfondi ; il l'a copié, étudié et annoté avec la science et la sagacité qui le distinguent ; mais rien n'a pu soulever le voile qui cache le nom de l'auteur, et l'on a peu d'espoir de le connaître un jour ; car les recherches que M. Daremberg a poursuivies à cet effet dans les bibliothèques d'Angleterre, d'Allemagne et d'Italie le confirment dans l'idée que ce manuscrit est unique.

Ce premier point est resté et restera peut-être toujours impénétrable ; ce manuscrit, conservé dans la riche collection de la bibliothèque impériale sous le n° 8161, est en parchemin in-4°, sur deux colonnes, et appartient, dit M. Daremberg, au XIII° siècle (1) ; il présume qu'il est contemporain, ou à peu près, de l'auteur lui-même qui florissait sans doute, vu les écrivains qu'il a traduits ou qu'il cite, à la fin du XIII° siècle ; mais il n'a pas été plus heureux que M. Littré pour découvrir son nom. Notons ici qu'on trouve sur le f° 45 et le f° 62 une indication que je m'empresse de livrer aux bibliophiles et aux archéologues lyonnais et qui pourra peut-être les mettre sur la voie : on y lit : « Ce livre est à *Guichart Bessonat* « *natif de lion*, demourant à Paris, notaire et secretaire du « roy, et l'acheta l'an MDXII. »

Toutefois, si le Dr Daremberg n'a pu pénétrer le mystère de l'anonyme, il a fait sur ce poème de curieuses découvertes qu'il me reste à faire connaître : il est parvenu à savoir d'après quelles sources il a été rédigé, et sans aucun doute ce n'était pas le point le moins intéressant de ce problème d'histoire littéraire. Ces questions et cette découverte avaient un intérêt tout particulier pour le Dr de Renzi qui s'occupe, à Naples, avec autant d'érudition que de zèle et de dévouement à recueillir et à mettre au jour tous les documents qui tou-

(1) Les considérations historiques que nous allons développer tendraient à faire croire que ce manuscrit doit être du XIV° siècle.

chent à la célèbre école de Salerne. M. Daremberg s'empressa
de lui écrire qu'il avait découvert les sources du *Poema medicum* dont M. Littré avait découvert le texte, et M. de Renzi
a fait imprimer l'ouvrage à ses frais (1), en l'enrichissant de
ses propres remarques ; c'est de l'ensemble de ces documents
que nous allons nous occuper.

Ce poème se compose de sept livres, et contient plus de
six mille vers, (6322 vers). Les deux premiers livres traitent
des maladies particulières et de la cosmétique des femmes,
(le 1er, *de secretis mulierum*, a 842 vers ; le 2e, *de ornatu
mulierum*, en a 526) ; ils sont tirés en partie de *Trotula, de
morbis mulierum* (2) ; des renvois faits à chaque livre et presque à chaque chapitre par MM. Daremberg et de Renzi
établissent ce fait avec la dernière évidence.

Le 7e livre intitulé *de modo medendi*, n'a pas moins de
1063 vers. M. de Renzi a découvert et démontré qu'il traduit
en partie le traité de Cophon *de modo medendi*, en partie
Arnauld de Villeneuve , en partie enfin l'opuscule de *adventu
medici apud œgrotum* publié récemment pour la première
fois par le docteur Henschel d'après le *Codex Salernitanus*
de Breslaw. Qu'il nous soit permis de signaler, en passant, un
rapprochement chronologique qui pourra jeter quelque lu-

(1) DE SECRETIS MULIERUM, DE CHIRURGIA, DE MODO MEDENDI, *libri septem ;
poema medicum, nunc primum edidit Dr. Car. Daremberg.*—in-8o de XII-
178 pages, Naples et Paris, 1855. (Sumptibus doct. S. de Renzi, medici
Neapolitani).

(2) « TROTULA, vers 1150 — On a de *Trotula* un traité qui a rapport aux
maladies des femmes et qui a été inséré dans la collection intitulée *gynœcio-
rum liber, curandarum œgritudinum in, ante et post partum.* Argentinæ
1544, 1597, in-folio ; Parisiis, 1550.

« M. Bandini qui a publié à Florence, en 1776, in-folio, le 8e tome du
catalogue des manuscrits latins de la bibliothèque des Médicis cite un ouvrage
de Trotula sous ce titre : *In utilitatem mulierum, et pro decoratione earum,
scilicet de facie et de vulva earum.* » (Biographie médicale).

mière sur cette question d'histoire littéraire: nous avons
fait voir ailleurs (Voy. nos *Mélanges de chirurgie*, 1845
p. 15) que le Pape Clément V qui, arrivé à Lyon en 1305, ne
quitta la ville qu'après son couronnement en 1306, était accom-
pagné par Arnauld de Villeneuve, son médecin, lequel, selon
Meyssonnier, serait resté quelque temps dans nos murs
pour pratiquer et enseigner son art. Il jouissait alors d'une
grande célébrité, comme le témoigne un de ses contempo-
rains, qui avait pu le voir à Lyon, Guy de Chauliac, d'ailleurs
peu prodigue d'éloges: « en celuy temps, maistre Arnauld
« de Villeneufve en une et en aultre faculté eut la fleur, et fit
« moultes belles œuvres. » S'il en est réellement ainsi (Arnaud
est mort en 1313), le manuscrit d'un poème composé sur
des ouvrages du XIVᵉ siècle ne saurait être lui-même du
XIIIᵉ. C'est là au surplus une réflexion que je soumets, sous
toute réserve, aux deux savants éditeurs de l'ouvrage.

Il reste à savoir quelle est l'origine des quatre autres livres
du *Poema medicum*: sont-ils également une traduction métrique? Et à quel traité correspondent-ils? Notons d'abord
qu'ils sont tous consacrés à la chirurgie, que le scribe écrit
tantôt *cirurgia* (lib iii) tantôt *cyrurgia* (lib. iv. v et vi). **M.** Daremberg constate que les livres iii. iv. v et vi du *Poema me-*
dicum représentent presque littéralement le texte de la
Chirurgie de Roger et Roland qui jouissait d'une grande vogue
dans le moyen-âge. L'auteur anonyme l'annonce lui-même en
plusieurs passages:

> Dante deo, canimus metrice scribendo sequentes
> Partim Rogerum, partim que novimus ipsi. (lib. iii. Prolog).

il dit ailleurs :

> Multorum secreta legent hoc codice, mixtim
> Dogmata Willermi, mixtim quoque verba Rogeri,
> Mixtim multorum pandet liber iste virorum. (lib. v. Prolog).

On voit que notre versificateur ne s'est pas borné, il en

convient lui-même, à traduire Roger (1). Mais quel est ce *Willermus?* c'est là une difficulté qui semblait devoir rester insurmontable ; M. Daremberg ne connaît pas d'autre auteur que Guillaume de Salicet à qui on puisse rapporter ce nom altéré de *Willermus*. Guillaume de Salicet, à qui on doit une *Chirurgie* et une *Somme de médecine*, fut le maître du célèbre Lanfranc, de Milan, et mourut vers 1280 (Voy. nos *Mélanges de chirurgie* p. 17). Sous le rapport chronologique, nous trouvons ici une concordance parfaite avec tout ce qui précède ; et nous tirerons, au sujet de Guillaume de Salicet, la même conclusion que pour Arnauld de Villeneuve. Sous le rapport didactique, M. Daremberg a signalé quelques analogies entre le *Poema medicum* (lib. iii. cap. 46 et 52) et la Chirurgie de Guillaume Salicet (2).

« Mais quels sont ces *viri multi* dont ces quatre livres renferment les *secreta ?*... Il est facile de voir, en comparant les deux textes, celui de Roger et Roland et celui du poème, vers par vers et ligne par ligne, que le poème renferme beaucoup plus que la chirurgie de ces deux écrivains, et qu'en effet, ainsi que le versificateur le déclare lui-même, d'autres sources ont été mises à contribution par lui ; mais quelles sont ces sources? Eh bien ! s'écrie M. Daremberg, il y en a une que j'ai retrouvée avec une véritable satisfaction, c'est le *Commentaire des quatre maîtres* sur la chirurgie de Roger et Roland... Ainsi notre poème reproduit, dans une traduction métrique, presque tout le cycle chirurgical salernitain. »

Or, plus d'un lecteur se demandera sans doute ce qu'est

(1) « *Roger* vers 1206. Roger était de Parme ou de Salerne. » (Biographie médicale). Nous verrons plus loin que sa Chirurgie paraît avoir été publiée vers 1230, et que Roland, de Parme, vivait vers 1250.

(2) Nous pouvons ajouter à cette démonstration, en signalant d'autres rapprochements : Lib. IV, cap. 12 et 14 ; lib. V, cap. 9 et 21 ; enfin lib. VI, cap. i.

ce *Commentaire des quatre maîtres*? Une publication récente du docteur Daremberg (1) va nous permettre de répondre :

Les *Gloses des quatre maîtres* avaient, pour ainsi dire, l'autorité d'un code chirurgical dans le XIVᵉ siècle : le célèbre Guy de Chauliac va nous en fournir une preuve éclatante. Guy de Chauliac avait été élève de Raimond, à Montpellier ; il exerça quelque temps l'art médical à Lyon ; il avait quitté notre ville avant 1348, époque où il se trouvait à Avignon pendant la peste noire (Voy. nos *Mélanges de chirurgie*, p. 18). C'est à Avignon qu'il composa, en 1363, sa *Grande chirurgie*, ouvrage qui fut pendant trois siècles le livre classique par excellence dans toutes nos écoles, et qui lui valut le glorieux nom de *restaurateur de la chirurgie*. Jean Canappe, de Lyon, en donna une traduction en 1538 ; et en 1703 L. Verduc publiait encore à Paris un *Abrégé complet de la chirurgie de Guy de Chauliac* pour les écoles de Saint-Côme.

Guy de Chauliac connaissait les *Gloses des quatre maîtres*, et il les cite plus de vingt fois (vingt-six à vingt-sept fois ; voy. *édit. Daremberg*, pag. XIII) dans son ouvrage, ce qui témoigne assez de l'estime qu'il en faisait. Laurent Joubert, chancelier de l'université de Montpellier, qui, deux siècles plus tard, traduisit la *Grande chirurgie* de Guy de Chauliac (2), se préoccupe encore des *Gloses des quatre maîtres ;* il en parle dans sa préface pour nous apprendre qu'il en avait eu un manuscrit entre les mains : « J'ay eu, dit-il, le

(1) GLOSSULÆ QUATUOR MAGISTRORUM *super chirurgiam Rogerii et Rolandi; nunc primum ad fidem codicis Mazarinei edidit* dr CAR. DAREMBERG.— 1 vol. in-8 de LXIV-228 pages, Naples et Paris 1854. (Sumptibus doct. S. de Renzi, medici neapolitani.)

(2) Laurent Joubert, né à Valence en Dauphiné vers 1529, devint chancelier de l'Université de Montpellier en 1567, et mourut en 1582. Sa traduction de Guy de Chauliac est de la fin de sa vie, vers 1580 environ.

livre des quatre maîtres, de M. Philippe Guillien, docteur de ceste université, practiquant et regentant pour le jour d'huy en Avignon, lieu de sa nativité. »

Malgré la grande réputation des quatre maîtres, la trace de leurs *gloses* s'est tout à fait perdue depuis lors (1), et M. Malgaigne (dans son Introduction à la chirurgie d'Ambroise Paré) déclare qu'à sa connaissance il n'y a pas un seul manuscrit des *Gloses* dans toutes les bibliothèques de France. M. Daremberg, qui a été chargé de plusieurs voyages scientifiques en Angleterre, y a vu trois manuscrits des *Gloses :* 1° un à la bibliothèque bodléienne ; 2° un autre à celle d'Ashmole, à Oxford ; 3° enfin, un troisième à Cambridge, dans la bibliothèque de Caïus-Collége. Ajoutons qu'il a eu récemment (1848) l'heureuse chance d'en découvrir un quatrième dans la riche et belle bibliothèque Mazarine de Paris, dont il est bibliothécaire. Enfin il a depuis lors (1854) trouvé à Munich un cinquième manuscrit tout à fait inconnu, qui remonte, dit-il, à la fin du XIIIᵉ siècle. Tel est l'état actuel, si l'on peut parler ainsi, de la science archéologique sous ce rapport.

C'est le texte du manuscrit de la Mazarine qui a été publié par les soins de M. de Renzi, avec une savante préface et d'excellentes notes par M. Daremberg. Ce manuscrit est un grand in-fol. à deux colonnes, sur parchemin, d'une belle écriture de la fin du XIIIᵉ siècle, comme celui de Munich, ou du commencement du XIVᵉ.

Roland de Parme, qui compléta la Chirurgie de Roger, était contemporain de Théodoric, qui florissait vers le milieu du XIIIᵉ siècle (2). Guy de Chauliac, qui composa, comme

(1) Nous savons seulement par Devaux (*Index funereus*) et Quesnay (*Rech. sur l'orig. de la chir.*) qu'un médecin du xvıı siècle, nommé Meurisse, avait trouvé un manuscrit de ces gloses dans la bibliothèque du collége de Navarre ; ce manuscrit a été perdu.

(2) On lit dans l'Épilogue : « *Ego quidem Rolandus parmensis in opere*

nous l'avons dit, sa Chirurgie en 1363, cite les quatre maîtres comme n'existant plus de son temps, c'est-à-dire au XIVe siècle. Ainsi, les *Gloses des quatre maîtres* ont dû être rédigées vers la fin du XIIIe siècle ; M. de Renzi est d'avis que les quatre maîtres ont fleuri vers l'an 1260 ou 1270.

Le manuscrit de la Mazarine donne ainsi leurs noms : Archymatheus, Petroncellus, Platearius et Ferrarius.

M. de Renzi a relevé dans Arnaud de Villeneuve (*Opera* Basil. 1570, p. 430.—*Antid.* cap. XVII : *pillulæ artheticæ*) la mention des *pilulæ artheticæ quatuor magistrorum*. M. Daremberg a copié dans la *Practica* inédite de Richard, contemporain des *Gloses*, une formule de pilules arthritiques, que ce dernier attribue également aux quatre maîtres, et il les nomme comme le manuscrit de la Mazarine ; voici le passage : « Si est arthetica... purgetur... cum pilulis a IIII magistris Salernitanis, scilicet Archymatheo, Petrocello, Ferrario, Plateario, etc. (*Practica Richardi*, manuscrit 7056 fº 36). Ajoutons que Platearius II, dans sa *Practica* (1) fournit, contre la même maladie une formule toute semblable ; à qui en fait-il honneur ? Je laisse à dessein parler ici M. Daremberg : « à magister Petroncellus (2), à magister Ferrarius, à magister Platearius. Il ne manque donc qu'Archymatheus pour avoir nos quatre maîtres au complet. Dans les éditions de la *Practica* il n'y a aucune trace de ce quatrième personnage ; mais dans le manuscrit de Breslaw (voy. *Collect. salernit.* p. 350) on lit : *a magistro ferrario et a magistro*

« *presenti... sensum et litteram Rogerii sum secutus, quod videlicet opus in* « *lucem et ordinem redactum fuit ab arietino guidone, ... anno domini M.CC.XXX.* » (Edit. Daremberg, p. 228.) La même date se trouve dans les gloses des quatre maîtres, en deux endroits. (*Ibid.*, p. 9 et 228.)

(1) « Purgetur patiens... cum pilulis artheticis... communiter a M. Ferrario et a M. Petronio et a MM. Plateario..., etc. » (*Platearii practica*, fº ccxxi, vº de l'édit. 1525.)

(2) Platearius II parle de Petronius et non de Petroncellus.

petronio et a MM. plateario. Il est probable qu'on doit lire Mag. *Mathœo Plateario ;* mais peut-être aussi y avait-il primitivement, *a mag. mathœo* (1) et *a mag. plateario*. » (Daremberg, éd. 1854, p. XXXI).

Rien ne semblerait donc mieux prouvé.

Toutefois M. Daremberg combat et détruit lui-même, un à un, tous ces rapprochements ; il professe que ces concordances de noms dans des manuscrits et des ouvrages divers, au lieu de prouver, comme on est tenté de le croire, la réalité de ces faits, ne sont que des transmissions successives d'une erreur première, et il conclut que ces quatre noms sont supposés, que le commentaire n'est point des *quatre maîtres* et que leurs prétendues *Gloses* sont l'œuvre d'un seul écrivain.

J'avouerai que l'argumentation de M. Daremberg, qui est d'ailleurs fort spécieuse et fort savamment déduite, m'a paru mêlée de quelques hypothèses et ne m'a point convaincu. Je crois devoir, jusqu'à plus ample informé, me ranger à l'avis de M. de Renzi qui défend l'opinion commune, en s'appuyant 1° sur la tradition ; 2° sur l'autorité de Guy de Chauliac qui attribue ces gloses à quatre maîtres dont il a été sinon le contemporain, du moins le successeur ; 3° sur le manuscrit de Caïus-collége, en Angleterre, qui indique les quatre maîtres comme étant de Salerne (2) ; 4° sur le manuscrit de la

---

(1) « Si Archymatheus signifie *le grand Matheus*, il peut être un de ces « nombreux Matheus qui florissaient sous les Angevins, peut-être le Ma- « theus de Salerne, médecin de Charles 1er en 1278. » (Daremberg, *Ibid.*, p. 30.)

(2) Ms. de la Bodléienne, du xve siècle. On lit à la fin des gloses : *Explicit apparatus quatuor magistrorum super Rolandum.*

Ms. de Caïus-Collège, du xive siècle. Le titre des Gloses porte : *Expositio quatuor magistrorum Salerni super cyrurgiam Rogeri.* »

Le Ms. d'Ashmole est sans titre.

Mazarine qui donne les noms des glosateurs (conformément à Richard et à Platearius II).

Quoi qu'il en soit (et ici nous nous bornons à exposer nos doutes, sans prétendre trancher cette difficile question), ce sont les *gloses* de ces quatre maîtres, quelle que soit leur origine, que le *Poema medicum* a traduites en prose métrique, et auxquelles l'auteur fait allusion par ces mots : *multorum virorum*.

Maintenant que les sources de ce poème nous sont connues, il nous reste à voir comment l'écrivain s'est tiré des difficultés de son sujet.

Il faut d'abord nous accoutumer à son étrange orthographe qui tranche avec toutes nos habitudes de typographie. L'éditeur, qui a corrigé les fautes matérielles du manuscrit, a eu le bon esprit de reproduire scrupuleusement le texte, et c'est évidemment le seul procédé à suivre dans de pareilles publications ; mais il n'en est pas moins vrai que ni l'œil ni l'esprit ne sont faits à ces formes inusitées, ainsi l'original écrit partout :

Quæ, pronom relatif, comme *que*, conjonction ;
Honestæ et *perpetuæ*, adjectifs féminins, comme *honeste* et *perpetue*, adverbes ;
Set pour *sed*, *velud* pour *velut*, *nichil* pour *nihil ;*
Vicium pour *vitium ;*
Cetera pour *cœtera*, etc.

Citons-en quelques exemples :

Que genus humanum, *velud* heredem, comitantur —(Lib. III, vers. 10)
..... Matricis curetur passio *quevis* — (I-2)
Quelibet in proprio. — (III-272.)
..... *Perpetue* spiracula *vite* — (III-5)
..... *Cause* pariter *fient manifeste* — (I-4)
..... *Set* ad emunctoria tendat — (III-263)
Set caveas carnem ne tangat. — (V-100)
Hoc erit aut *vicio* mulieris. — (I-42)
..... *Vicium* vel forte mariti — (I-56)
Cetera serventur ut supra — (III-282)
Cetera prosequimur — (III-253), etc., etc.

Il va sans dire que le génitif et le datif du singulier, le

nominatif et le vocatif du pluriel dans les noms féminins en *a*
de la première déclinaison, sont écrits comme nous venons
de le dire pour les adjectifs.

L'ablatif des noms féminins en *a* de la première déclinaison ne diffère pas du nominatif, et même l'auteur, par une
inconcevable licence, disons mieux, par une faute réelle de
prononciation, fait souvent le nominatif, qui est bref, long
comme l'ablatif :

> Si calor est causa, doceant te frigida curam — (I-15)
> Si mater dura ledatur, sic tibi notum — (III-10)
> Mens alienata, lingue plerumque nigrido — (III-13)

Il commet la même faute pour le nominatif et l'accusatif
du pluriel dans les noms neutres de la deuxième déclinaison :

> Brachia si lesa fuerint sine vulnere nervi — (V-84)
> Accipias folia caprifolii, vetus unctum — (V-97)

Les poètes latins du moyen-âge ne se recommandent pas
par une versification très-sévère ; il se passaient des licences
en désaccord avec toutes les règles de la prosodie, et notre
anonyme s'en est permis plus peut-être que tout autre. Il
n'hésite point à faire *longues*, selon sa fantaisie, des voyelles
ou des syllabes essentiellement *brèves ;* en voici quelques
exemples qui donneront une idée de la littérature latine de
cette époque :

> 1º *a.*   — Glandula vel scropha sic inscidenda sit apte (IV-373)
>   Cum carnosa loca teneantur caumata ferre (V-756)
> 2º *at.*   — In scanno sedeat aliquis fortissimus, atque (V-1017)
>   Aut isti fiat emplastrum tale probatum (V-50)
> 3º *e.*   — Hujus quandoque plerumque recluditur ipsum (IV-431)
>   Ex omni parte, collumque ligetur ad armum (V-41)
> 4º *it, is.* — Quo fractura fuit, ut sic locus ille tuellum. (V-47)
>   Tunc labra non poteris ossis conjungere donec (V-95)
> 5º *us, ur.* — Alba caro cujus et dura, fluit nichil inde (IV-429. V-402)
>   Unde malum sequitur istud, ventosas sit ejus (V-803)

Il ne faudrait pas s'attendre à trouver dans l'auteur anonyme un grand poète, ni dans son œuvre une fine fleur de

poésie. Il ne faut pas lui demander une diction brillante et imagée, un style élevé et un choix d'expressions poétiques. Il en avertit lui-même le lecteur :

> Prolixi sermonis opus non argue, lector,
> Aut incompositi, rudis hic stilus appropriatur
> Materie simili, fugiant cum verba colorem
> Talia rethoricum. (Prolog. lib. **IV.**)

Voilà un aveu en forme, et, il faut le reconnaître, ce n'est pas en trop mauvais termes, à quelques expressions près. Il revient encore ailleurs sur cette idée :

> Cum . . . . rudis que
> Thematis umbra, carens faleris, sit luminis expers
> Rethorici, fiet merito verbi que decoris
> Nescius hic calamus qui non sublimia tangit,
> Inculta facie procedens tendit ad ima
> Imis compositus. (Lib, **VI,** prolog.)

Il n'a qu'un thème grossier qui ne peut offrir les brillantes couleurs de la rhétorique ; son pinceau, qui n'aspire point à rendre des choses élevées, ne saurait connaître les grandes beautés du coloris : il a à peindre des choses infimes, il ne peut employer que des traits infimes. Aussi demande-t-il grâce pour les imperfections de son œuvre :

> At veniam, si quid peccaverit auctor,
> Largius expectat, dum res gravis ipsa recusat
> Esse resolvenda metrico vel carmine stringi. (Lib. **VII,** prolog.)
> Cum nichil in nostra perfectum conditione
> Noveris, huic operi veniam det quilibet ultro. (Lib. **VI,** prolog.)

En réclamant l'indulgence du lecteur, il se défend surtout contre l'envie :

> Quesimus ergo pie ne quis livoris ocello
> Detrahat inspecto corrodens dente canino. (Lib. **V,** prolog.)
> . . . . . Est ergo corrodere dente canino
> Dedecus hunc librum sub tali scemate factum. (Lib. **III,** prolog.)

Dans son 7ᵉ et dernier livre, il affecte des prétentions plus ambitieuses :

> In sublime volet fixus stilus hactenus imis,
> Et prerupta maris sicco pede transeat.

. . . . transeat alpes
Incedens pedibus metricis . . . .
Nexibus artatum (*lisez* arctatum) metrice compaginis istum
Rethorico ritu florescere, etc. (Lib. VII, prolog.)

Il est loin, malheureusement, de justifier toujours un pareil début. « L'auteur, dit M. Daremberg, appartient au cycle de Gilles de Corbeil ; mais il est loin cependant d'égaler l'espèce d'élégance et surtout la sévérité prosodique que Gilles recherche particulièrement...

« ... Notre traducteur ne fait pas autant d'efforts, et il se contente ordinairement d'aligner les mots suivant les règles de la métrique, en se donnant carrière avec les licences autorisées dans la poésie du moyen-âge. Toutefois, la versification n'est pas sans mérite ; en général, elle est correcte et régulière (1). En somme le *Poema medicum* se lit sans trop de difficulté ; l'aridité du sujet ne rebute pas, et du commencement on arrive à la fin, sans qu'on puisse dire qu'on a pris une peine inutile et sans qu'on regrette le temps employé à cette étude. » (Daremberg, *Introduction*, p. VII).

Citons quelques portraits ; nous commencerons par celui de la femme : *Qualis debeat esse mulier per totum corpus.*

> Primus adornandi modus est ut femina quevis
> Plana sit absque pilis, in toto corpore lenis
> Inferius capite, per totum deliciosa.
> Si non est talis, huic primo stupha paretur, etc.

(Suit la description d'un cosmétique épilatoire).

> . . . . . Cooperta sit undique pannis
> Excepto capite, sudans que moretur ibidem (Lib. II, cap. i)

Voici maintenant le portrait du médecin : *Qualis debeat medicus eligi.*

> Talis adoptetur medicus quem. . . . . fidelem (2)
> . . . . . Testetur, vita que mundum.
> Plenius instructus sit in artibus ; in medicina
> Tempore qui longo studuit ; qui partibus orbis

(1) Nous nous permettrons de faire quelques réserves sur ce point.

(2) Ce vers est présenté, dans l'édition, d'une manière fautive.

> In multis residens, multis ditatus amicis,
> Cognitus a multis, facundus, nobilis ortu
> Aut alitu ; gestus, aspectus conveniens sit
> Incessusque decens, habitu vultuque venustus ;
> Moribus ornatus sit in omnibus, et sit ab illo
> Semper honorandus et pura mente colendus
> Omnia qui cunctis bona dat, qui dirigat illum
> Et det ei nosse quid prosit egentibus. (Lib. VII, cap. x)

Quel est le médecin qui pourrait réunir toutes les rares qualités que réclame notre versificateur anonyme ! s'il en existe, il faut avouer qu'ils sont rares : heureusement, ces qualités ne sont pas toutes indispensables au même titre ; Hippocrate n'était point allé si loin, et il est resté dans le vrai et l'utile.

Ce 7e livre renferme une foule de révélations curieuses sur les mœurs médicales au moyen-âge ; il conduit l'homme de l'art dans toutes les phases de sa carrière, comme le témoignent les vers qui suivent :

> Qui licet incomptus incedens gnaviter artes (*lisez* artis)
> Per calles, doceat que sit cautela medendi
> Quotque modis variare decet medicaminis usum,
> Que sit et utilitas, quibus actis musa laborem
> Compleat. (Lib. VII, prolog.)

C'est un petit traité de *civilité médicale*. L'auteur enseigne quelle conduite doit tenir le médecin quand il est appelé auprès d'un malade (*qualiter se habeat medicus invitatus ad egrum*, cap. I), comment il doit se comporter lorsqu'il entre dans la maison du malade (*qualiter se habeat ingrediens domum egri*, cap. 2), quelle tenue il doit avoir quand il s'approche de lui (*qualiter se habeat ad egrum ingressus*, cap 3), de quelle manière il peut l'encourager et avec quelle réserve il formulera son pronostic (*de confortatione egri et pronunciatione judicii*, cap. 6), avec quelle décence il doit procéder dans le commerce des femmes (*de vitatione mulierum in domo*, cap. 9), etc.

Il le suit dans tous les détails de sa vie : il l'entoure de ses conseils jusqu'au milieu des festins (*qualiter habeat me-*

dicus ad prandium invitatus, cap. 7) ; il lui enseigne l'art de s'occuper encore du malade pendant le repas (*qualiter sollicitus sit de egro in prandio*, cap. 8).

Il n'omet rien ; le voici qui lui montre l'utilité qu'on peut retirer de la médecine (*de utilitate proveniente ex usu medendi*, cap. 83) ; c'est un mirage qu'il fait briller à ses yeux ; il étale avec complaisance devant lui tous les avantages de cette noble profession, il oublie seulement de montrer le revers de la médaille :

```
Utilitas varia sequitur medicaminis usum.....
Virtus, fama, decus, laus et dilectio, lucrum,
Si valeat medicus egro reparare salutem,
Aut etiam sanum si conservare salubrem,
Aut etiam mortem si predicet morituro,
Aut evasuro vitam pronunciet egro
Jam desperato, etc.      (Lib. VII, cap. LXXXIII.)
```

« Peut-être tous ces préceptes si naïfs acquièrent-ils un peu plus de charme en passant d'une prose passablement vulgaire à une forme métrique, même lorsque cette forme n'est ni très-élégante ni très-poétique. » (Daremberg).

Il n'échappera à personne que dans ce *Poema medicum* on trouve plus d'une réminiscence du *Serment* d'Hippocrate, ainsi que des deux traités hippocratiques de *la Loi* et *du médecin*. La plupart des recommandations faites aux médecins du moyen-âge rappellent celles qu'on lit dans deux autres opuscules, attribués aussi à Hippocrate, la *Bienséance* et les *Préceptes* ; on peut dire que ces cinq opuscules ont servi longtemps de code médical.

Le versificateur anonyme n'oublie pas ce qui concerne les honoraires, il en fait adroitement, vis à vis du malade, un gage pour l'avenir:

```
..... Collata decenter
Munera preteriti sint argumenta futuri (Lib. VII-1054)
```

Les derniers chapitres traitent de la façon dont il convient de rendre le convalescent à ses habitudes (*de convalescente*

mittendo ad consuetas operationes, cap. 82), et dont il doit
lui-même prendre congé de la famille du malade (*de modo
petendi licenciam et recessu medici*, cap. 84). Le poème
se termine par ces vers, qui indiquent assez que le versificateur était médecin et qu'il parle par expérience :

> Tutius esse reor, quod certe novimus omnes,
> Dum dolet accipere, vel munere posse carere,
> Namque manum dandi jam retraxero, medicum.
> Munere percepto, grates multas referendo,
> Omnibus ergo valedicens, in pace recede !

C'est là, dans un autre genre, l'*occasio præceps* d'Hippocrate. Combien aussi ne faut-il pas de tact et de sagacité
pour cette espèce de diagnostic ! C'est là que plus d'une fois
le meilleur clinicien peut être pris en défaut. Jamais le *ne
quid nimis* de la fable n'a présenté une application plus
difficile.

Il ne faudrait pas faire un grief aux praticiens du moyen-
âge de trop se préoccuper des honoraires : ils pouvaient
bien souhaiter bonne santé à leur malade, et se retirer en
paix, une fois qu'ils avaient touché une rémunération con-
venable. Mais il faut aussi reconnaître, pour être juste,
qu'au moyen-âge, comme aux temps hippocratiques et
comme de nos jours, il a toujours été recommandé au médecin d'aller de préférence soigner les pauvres, et, loin de
leur demander de l'argent, de les assister au besoin de sa
propre bourse. On voit que la charité médicale avait, pour
ainsi dire, devancé la charité chrétienne (Daremberg). Nous
ne saurions mieux terminer qu'en reproduisant les vers par
lesquels l'auteur anonyme formule ce devoir :

> Omnibus omissis aliis, nos precipitemus
> Gratis in obsequium vestrum. (VII-1053.)